Dr. Jürgen Weihofen
Marc Steiner

Colostrum

- Erstmilch -

regelt die Immunkompetenz natürlich

Dr. Jürgen Weihofen
Marc Steiner

Colostrum

- Erstmilch -
regelt die Immunkompetenz natürlich

Originalausgabe

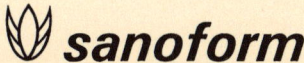 **sanoform**

sanoform-Verlag
Dr. Jürgen Weihofen
Kölner Str. 33
53840 Troisdorf
Tel.: 02241-974126
Fax: 02241-72940
e-Mail: Dr.Weihofen@t-online.de

2. Auflage 2001
Dr. Jürgen Weihofen
Marc Steiner
Colostrum - Erstmilch -
regelt die Immunkompetenz natürlich

Gesamtherstellung: RMO, München
Printed in Germany 2001
ISBN 3-925502-05-X

Inhalt

Vorwort 7

Colostrum - Nahrungsmittel oder „natürliche Impfung"? 11

Traditionelles Heilwissen über die erste Säuglingsmilch 12

Inhalts- und Wirkstoffe des Colostrums 14

Training des Immunsystems 24

Wissenschaftliche Erkenntnisse/Studien 28

Hauptanwendungsgebiete 33

Die wichtigsten gesundheitlichen Wirkungen 36

1. Allergien 38

2. Hautprobleme 45

3. Immunschwächen 52

4. Schmerzen 56

5. Entzündungen und Arthritis 59

6. Osteoporose 62

7. Fettabbau und Muskelaufbau 65

Gewinnung und Verarbeitung 69

Produkte und Darreichungsformen 71

Anwendungen und Einnahmeempfehlungen 73

Erfolge mit Colostrum verstärken 75

Zusammenfassung 79

Interview mit einem Hersteller 81

Internet-Adressen 84

Auszüge aus dem Buch von B. Jensen:
"Colostrum - The WHITE GOLD discovery" 87

Bücher 89

Studien 89

Bezugsquellen 93

Vorwort

Ein den meisten Menschen völlig unbekanntes
Wort hat in den vergangenen Jahren zahlreiche
Seiten wissenschaftlicher Studien und Veröf-
fentlichungen gefüllt. Gemeint ist das Wort
"Colostrum", das die Erstmilch bezeichnet, die
ab der 6. Schwangerschaftswoche und noch
reichlicher direkt nach der Geburt eines Säug-
lings von einer weiblichen Brust produziert
wird.

"Colostrum" hört sich nicht nur geheimnisvoll
an, es ist für das Neugeborene die "Eintritts-
karte" in unsere Welt. Denn es enthält alle
Nähr- und Wirkstoffe, die den kleinen Körper
vor den Gefahren der Keime aus der Umgebung
schützen und seine Stoffwechselsysteme "an-
schieben".

Colostrum ist das ideale Lebensmittel für den
Körperaufbau in den ersten Lebenstagen. So hat
es die Natur in Millionen von Jahren für alle
Säugetiere (zu denen auch wir Menschen gehören) entwickelt. Unsere besten Techniker und
intelligentesten Wissenschaftler können bis
heute nichts auch nur annähernd Gleichwertiges

produzieren. Aber sie können immer besser die Inhaltsstoffe des Colostrums und deren Wirkungen auf den Körper erforschen. Und sie können es so aufbereiten, daß unsere Lebensenergie und Gesundheit davon profitieren.

Prof. Hademar Bankhofer berichtet, daß die Erstmilch der Mutterkuh in Indien schon vor über 1.000 Jahren als Wundergetränk und göttliches Geschenk angesehen wurde, mit der man körperliche und geistige Gesundheit fördern kann. So findet man auch auf Fresken in indischen Tempeln und Palästen oft die „heiligen Kühe" dargestellt; der Umschlag dieses Buches zeigt solch eine Szene aus dem Palast von Buni in Rajasthan, Nord-Indien.

Patienten, Sportler, Leistungserbringer aller Art und gesundheitsbewußte Menschen geraten ins Schwärmen, wenn sie erfahren, welche Wirkungen Colostrum auf ihren Körper hat. Dazu muß man wissen, daß der menschliche Körper auch Colostrum von Kühen verwerten kann. Doch keine Angst, die jungen Kälbchen bekommen immer zuerst das, was sie benötigen. Nur was sie von der Erstmilch übrig lassen, wird zu Colostrum-Produkten verarbeitet.

Und so ist dieses Büchlein geschrieben: in großer Hochachtung vor der Weisheit der Natur, die uns mit Colostrum ein so wertvolles Produkt schenkt, das wir Menschen erst langsam mehr und mehr zu nutzen verstehen. Dem interessierten Leser soll es einen Einblick in den momentanen Stand der wissenschaftlichen Erkenntnisse über Colostrum geben. Diese sind wie alles Wissen im Fluß begriffen und vermehren sich ständig. Wir erwarten noch spannende Ergebnisse der weiteren Forschungen über Colostrum.

Troisdorf, Oktober 1999
Dr. Jürgen Weihofen
Marc Steiner

Über die Autoren:
Dr. Jürgen Weihofen ist Diplom-Oecotrophologe, Dozent, Fachautor im Bereich Gesundheit und Ernährung. Er betreibt in Troisdorf eine Praxis für Ernährungsberatung.

Marc Steiner ist Medizinjournalist und war Redakteur bei mehreren medizinischen Fachzeitschriften. Er lebt als freier Autor in Aachen.

Colostrum - Nahrungsmittel oder „natürliche Impfung" ?

Jede Mutter, die ihr Kind nach der Geburt gestillt hat, weiß, daß die Milchdrüsen der weiblichen Brust einige Tage vor Produktion der normalen Muttermich eine Art "Vormilch" bilden:
das Colostrum. Erfahrene Hebammen und Ge-
burtshelfer wissen zudem, daß das Wort
"Vormilch" keineswegs angemessen ist und
Colostrum viel sinnvoller mit "Neugeborenen-
milch" oder Erstmilch übersetzt werden sollte.
Denn sie ist für das Neugeborene das Lebensmittel schlechthin, ausgestattet mit allen Stoffen, die der kleine Körper für das Leben in unserer Welt benötigt. Aber sie ist darüber hinaus
auch eine „natürliche Impfung": Colostrum
schützt durch wichtige Antikörper gegen
Krankheitskeime und fördert mit Wachstumsfaktoren die Vermehrung der Körperzellen.

Seit Mitte der 50er Jahre wurde die Neugebore-
nenmilch in zahlreichen Studien untersucht, und
man hat ihre Bedeutung nicht nur für Säuglinge
oder gesäugte Jungtiere nachgewiesen, sondern
erkannt, daß sie ebenso für den erwachsenen
Menschen in vielerlei Hinsicht eine wichtige

Bedeutung haben kann. Da sie gesundheitsrele-
vante Nährstoffe enthält, die in unserer Nahrung
kaum noch zu finden sind, bietet sie - von Kühen innerhalb der ersten 24 Stunden nach dem
Kalben gewonnen - für Menschen jeder Alters-
stufe eine einmalige Nahrungsergänzung.

Traditionelles Heilwissen über die erste Säuglingsmilch

Seit urlanger Zeit wissen Bauern, daß Kälber,
die ohne Colostrum ernährt wurden, oft in den
ersten zwei Lebenswochen sterben oder ein Leben mit häufigen Krankheiten verbringen müssen. Die Bauern tragen daher Sorge dafür, daß
zuerst das Kalb sein Colostrum erhält und nur,
was es nicht mehr benötigt, abgegeben wird.

Überschüssige Erstmilch war begehrt, denn sie
wurde traditionell auch bei Gesundheitsstörun-
gen des Menschen eingesetzt. Wenn Säuglinge
nicht recht lebenskräftig waren, suchten skandi-
navische Bauern nach gerade kalbenden Kühen,
denn sie wußten, daß Kolostralmilch oft Wunder
wirkte. In den Überlieferungen der ayurvedi-
schen Medizin in Indien gibt es ebenfalls Zeug-

nisse über das Wissen um die besonderen Kräfte der Kolostralmilch.

Bereits vor 200 Jahren erkannte der Arzt Dr. Christoph W. Hufeland, Leibarzt von Goethe und Schiller, die herausragende Bedeutung des Colostrums im Unterschied zur normalen Milch, als er bei dessen Verfütterung das schnellere Wachstum der Kälber und ihren besseren Gesundheitszustand beobachtete. Zahlreiche weitere Untersuchungen des Colostrums und seiner Bestandteile sollten bis nach dem 2. Weltkrieg folgen.

Im Jahr 1955 erschien eine Veröffentlichung über Colostrum als sogenannte "Immunmilch", die hier als Nahrungsergänzung für Patienten mit rheumatischer Arthritis empfohlen wurde. Weitere Untersuchungen in der Folgezeit bestätigten, daß gestillte Säuglinge später wesentlich seltener an Allergien und Infektionskrankheiten litten als nicht gestillte Kinder. Sie hatten einen besseren Appetit und wuchsen schneller.

Erst in den 80er Jahren aber wurde mit dem Fortschritt in der Biotechnologie das Colostrum mit seinem wachstumsfördernden Potential und vor allem mit seinen positiven Faktoren zur Unterstützung des Immunsystems von erwachsenen Menschen wieder entdeckt. So weiß man durch jüngste wissenschaftliche Untersuchungen, daß die sogenannten "Zivilisationskrankheiten" vermehrt durch eine langjährige unausgewogene Ernährung bedingt sind. An dieser Stelle kann Colostrum dem Erwachsenen eine einmalige und sinnvolle Nahrungsergänzung bieten, die bestehende Defizite beseitigen hilft, die Widerstandskraft erhöht und eine Heilung bereits bestehender Krankheiten fördert.

Inhalts- und Wirkstoffe des Colostrums

Die Zusammensetzung der Inhaltsstoffe des Colostrums unterscheidet sich wesentlich von der der reifen Muttermilch. Insbesondere enthält die Erstmilch mehr Proteine, Aminosäuren und Mineralien, weniger Fette, aber dennoch mehr fettlösliche Vitamine, mehr immunkompetente Zellen, Immunglobuline, Immunfaktoren wie Interferone, Interleukin sowie natürliche Wachstumsfaktoren.

Analyse der Inhaltsstoffe des Colostrums
(Beispiel nach Herstellerangaben, je nach Charge liegen natürliche Schwankungen vor)

Energiegehalt	44 kcal (188 kJ)/100 g	
pH	6,0	
Osmolarität	418	mOsmol/kg
Gesamtprotein	7,25	g/100 ml
Trockensubstanz	8,36	g/100 ml
Asche	0,68	g/100 ml
Lactose	0,2	g/100 ml
Kohlenhydrate	3,8	g/100 ml
Fett	<0,03	g/100 ml

Vitamine

Vitamin A	<150	µg/100 ml
Thiamin (Vit. B1)	59,6	µg/100 ml
Riboflavin (Vit. B2)	268,2	µg/100 ml
Pyridoxin (Vit. B6)	17,88	µg/100 ml
Cobalamin	0,062	µg/100 ml
Folsäure	4,9	µg/100 ml
Vitamin C	270	µg/100 ml
Cholecalciferol (D3)	0,28	µg/100 ml
Tocopherol (Vit. E)	30	µg/100 ml
Ubichinon (Q 10)	5,4	µg/100 ml

Mineralien

Natrium (Na)	1344,7	mg/L

Kalium (K)	1883,5	mg/L
Calcium (Ca)	417,42	mg/L
Magnesium (Mg)	163,72	mg/L
Eisen (Fe)	0,29	mg/L
Kupfer (Cu)	0,06	mg/L
Zink (Zn)	0,06	mg/L
Chrom (Cr)	0,01	mg/L
Phosphor (P)	498,0	mg/L
Selen (Se)	0,003	mg/L

Organische Moleküle

Kreatinin	44,7	mg/L
Kreatin	165,1	mg/L
Lactoferrin	8,6	mg/L
Transferrin	5,1	mg/L
Telomerase	+ve Aktivität	

Freie Aminosäuren

Alanin	7,92	mg/L
Arginin	6,72	mg/L
Asparaginsäure	3,19	mg/L
ß-Alanin	<0,32	mg/L
ß-Aminoisobuttersäure	1,24	mg/L
Citrullin	1,26	mg/L
Cystin	<0,32	mg/L
Glutamin	8,77	mg/L
Glutaminsäure	44,4	mg/L

Glycin	5,82	mg/L
Histidin	1,68	mg/L
Isoleucin	5,82	mg/L
Leucin	11,33	mg/L
Lysin	9,59	mg/L
Methionin	1,2	mg/L
Ornithin	0,64	mg/L
Phenylalanin	5,94	mg/L
Phosphorethanolamin	32,84	mg/L
Phosphorserin	10,87	mg/L
Prolin	8,84	mg/L
Serin	6,05	mg/L
Taurin	138,0	mg/L
Threonin	3,73	mg/L
Tryptophan	7,32	mg/L
Tyrosin	3,9	mg/L
Valin	13,36	mg/L

Immunglobuline

IgG	60	g/L
IgA	6	g/L
IgM	12	g/L

Natürliche Wachstumsfaktoren

IGF-1	280	µg/L
IGF-2	190	µg/L
TGF-β	25	µg/L

Schwankungen der Analysenwerte von einer Produktionscharge zur anderen sind möglich, da es sich bei Colostrum um einen natürlichen Rohstoff handelt.

Man ordnet die Inhaltsstoffe heute in vier große Bereiche:

1. Wachstumsfaktoren
2. Immunfaktoren
3. eine Fraktion, die für die Durchdringbarkeit der Colostrumbestandteile durch die Darmwand in das Blut sorgt
4. die restlichen Eiweiße, Eiweißbausteine und weiterer Bestandteile, die allerdings für Gesundheitswissenschaftler, Patienten und Athleten von geringerem Interesse sind.

An dieser Stelle erfolgt eine nähere Beschreibung der einzelnen Inhalts- und Wirkstoffe, die im Rahmen dieser Abhandlung so kurz wie möglich - aber so informativ wie nötig - gehalten wird.

• **Proteine** sind Eiweißstoffe, die neben Zucker und Fett als wichtigster Bestandteil Voraussetzung für alles Leben in der Natur sind. Eiweiße haben als Bausteine die sogenannten

"Aminosäuren" (Erläuterung weiter unten) und sind in Gruppen aufgeteilt, zu denen unter anderem das Muskeleiweiß, die Enzyme und viele Hormone gehören.

• **Aminosäuren** sind als Eiweißbausteine lebenswichtig für den Stoffwechsel und die Regeneration der Zelle. Ein Teil dieser Aminosäuren ist für den Menschen "essentiell", das heißt, der Körper kann diese Eiweißbausteine in seinem Stoffwechsel nicht selber herstellen und muß sie mit der Nahrung zugeführt bekommen.

• **Mineralien** sind für den Körper ebenfalls essentielle Stoffe. Dazu gehören Natrium und Chlor, das wir aus der Küche als normales Kochsalz kennen, Kalium, Calcium, Magnesium, Phosphor und zahlreiche weitere sogenannte "Spurenelemente" wie Eisen, Kupfer, Zink, Jod oder Selen. Alle diese Stoffe müssen wir mit den Nahrung zu uns nehmen, um keinen Mangel oder gar eine Krankheit zu riskieren.

• **Fette** sind ausschließlich aus den Elementen Sauerstoff, Kohlenstoff und Wasserstoff aufgebaut und sind als Grundnahrungsstoff neben Eiweißen und Zucker der wichtigste Energielieferant. Ihre nahezu völlige Wasserunlöslichkeit macht sie zu wichtigen Funktionsträgern im Körper unter anderem als Stützgewebe, im Wärme- und Wasserhaushalt oder als Energiespeicher in Form von Depotfett. Ein Teil der Fettsäuren ist essentiell, zum Beispiel die Linolsäure und die Linolensäure und muß mit der Nahrung zugeführt werden. Fettlösliche Vitamine sind die Vitamine A, D, E und K. Sie können im Gegensatz zu den wasserlöslichen Vitaminen im Körper gespeichert werden (meistens in der Leber).

• **Vitamine** regeln den Eiweiß-, Fett- und Zukkerstoffwechsel und können vom Organismus in der Regel nicht selbst hergestellt werden. Die wasserlöslichen Vitamine sind die Vitamine C, B1, B2, B6 und B12. Bereits durch falsche oder ungenügende Ernährung kann es beim Menschen zu Vitaminmangelerscheinungen kommen, die durch die heutige Zivilisationskost im Fast-Food-Zeitalter gar nicht so selten anzutreffen sind. Natürlich kann ein Vitaminmangel auch durch Krankheiten oder eine durch Antibiotika zerstörte Darmflora bedingt sein.

• **Immunglobuline** sind spezielle Eiweiße, die im Körper besonders für die Abwehr von Infektionen und anderen unerwünschten Eindringlingen maßgeblich verantwortlich sind. Sie werden in Zellen des Lymphsystems gebildet und reagieren als Antikörper. Man unterteilt sie in fünf Immunglobulinklassen mit den Abkürzungen Ig (für Immunglobulin)A, IgD, IgE, IgG und IgM. Jede dieser Klassen unterscheidet sich von den anderen in der Zusammensetzung ihrer Eiweißbausteine und hat eine spezifische Funktion im Körper. Man findet die Immunglobuline sowohl einzeln als auch in Kombination miteinander. Unerwünschte Eindringlinge in den Körper (Antigene) können sie an sich binden, sie inaktivieren oder ganz zerstören.

• **Natürliche Wachstumsfaktoren** beeinflussen positiv das Zellwachstum und den Zellstoffwechsel. Auf der anderen Seite hemmen bestimmte Wachstumsfaktoren wiederum Wachstum und Vermehrung schädlicher Zellen. Sie nehmen Einfluß auf das Immunsystem und regen den Körper an, vermehrt eigene Immunglobuline zu bilden. Am interessantesten davon sind für die heutige Forschung und für biotechnologisch tätige Firmen das Somatomedin C (auch IGF-1 = Insulin-ähnlicher Wachstumsfaktor 1 genannt) und das TGF-β = Transformierender Wachstumsfaktor-Beta. Wir gehen später noch näher darauf ein.

• **Organische Moleküle** wie Lactoferrin und Transferrin sind für Bindung und Transport des Eisens im Blut zuständig. Sie schützen die roten Blutkörperchen außerdem vor Angriffen durch Viren und Bakterien.

• **Kreatin** wirkt an der Aufnahmefähigkeit der Muskeln für Zucker mit und beeinflußt damit das Leistungsvermögen des Körpers.

• **Weitere Wirkstoffe** des Colostrums sind vor allem Glycoproteine, die eine Aufspaltung der wertvollen Eiweiße durch Enzyme verhindern und damit die Immun- und Wachstumsfaktoren bei der Passage durch das Verdauungssystem schützen.

Cytokine regen die Lymphdrüsen an und sind hochwirksame Immunfaktoren gegen Angriffe von Viren. Eine Untergruppe der Cytokine, die Interleukine, wirken zudem entzündungshemmend und unterstützen den Heilungsprozeß in von Arthritis befallenen Gelenken oder bei Verletzungen.

Endorphine verringern das Schmerzempfinden.

Lactoperoxidase-Thiocyanat und **Xanthinoxidase** sind an der Übertragung von Sauerstoff im Stoffwechsel des Körpers beteiligt und können auch antibakteriell wirken.

Prolinreiche Polypeptide (PRP) wirken regulierend und unterstützend auf die Thymusdrüse, die von grundlegender Bedeutung für die Funktionstüchtigkeit des Immunsystems ist. Sie regen ein unteraktives Immunsystem diskret an und beruhigen es wieder, wenn die Reaktion überschießend ist (wie etwa bei allergischen Reaktionen).

Die **Faktoren C 3** und **C 4** aus dem Komplementsystem des Blutserums sorgen bei Abwehrreaktionen des Körpers für eine Freisetzung des Gewebshormons Histamin und bereiten die Vernichtung von Bakterien und anderen schädlichen Zellen und Zelltrümmern durch körpereigene "Freßzellen" vor (C 3). Der Faktor C 4 ist speziell für das Unschädlichmachen von Viren zuständig.

Zu den zahlreichen, zum Teil noch gar nicht bekannten und erforschten weiteren hochwirksamen Inhaltsstoffen des Colostrums gehören Interferrone, Lymphokine, Biotin, Insulin, Melatonin, L-Carnitin, Orosomucoid, Lysozym, α-1-Antitrypsin, α-1-Fetoprotein, Haemopexin, α-Lactalbumin und viele andere.

Training des Immunsystems

Ein wichtiger und großer Aufgabenbereich des Colostrums ist es dafür zu sorgen, daß ein Neugeborenes - ob Mensch, ob Tier - gleich nach der Geburt vor Keimen aus der Umgebung (zum Beispiel Bakterien, Viren und Pilzen) so geschützt ist, daß es überleben kann. Zudem muß sein körpereigenes Immunsystem aufgebaut, entwickelt und trainiert werden. Denn im Mutterleib war der neue Erdenbürger durch das mütterliche Immunsystem bestens geschützt und benötigte kein eigenes Abwehrsystem.

In Millionen von Jahren hat die Natur ein ausgeklügeltes System entwickelt, das die beiden Bedingungen, den direkten, sofortigen Schutz wie auch den Aufbau eines eigenen Schutzsystems hervorragend erfüllt. Noch bevor durch die reife Muttermilch der Ernährungsaspekt in den Vordergrund rückt, sorgt die Erstmilch für einen fein abgestimmten und ausbalancierten Aufbau des Immunsystems.

Beim Erwachsenen konnte in Studien gezeigt werden, daß Colostrum mit seinen Immunfaktoren (hauptsächlich Immunglobuline, Lactoferrin, Cytokine, prolinreiche Polypeptide u.a.) dem Körper hilft, die eigene Abwehrkraft wiederherzustellen. Denn fast allen Erkrankungen wie Infektionen, Krebs, degenerativen Erkrankungen, ja selbst vielen Herzerkrankungen geht eine herabgesetzte Immunfunktion des Körpers, zum Beispiel durch zuviel und schädlichen Streß, voraus. Angeregt wird ein nur schwach aktives Immunsystem durch die im Colostrum enthaltenen prolinreichen Polypeptide (PRP). Andererseits können diese Faktoren aber bei Bedarf ein überaktives Immunsystem auch wieder beruhigen.

Es ist allgemein bekannt, daß unser Darm Ausgangsort für zahlreiche Erkrankungen des Körpers ist. Vorteilhaft ist deshalb die Tatsache, daß ein Teil der Immunglobuline und Immunfaktoren aus dem Colostrum in der Darmschleimhaut verbleibt. Hier greifen sie gezielt krankheitserregende Keime und Eindringlinge an, bevor diese zu den eigentlichen Abwehrmechanismen des Körpers vordringen, sie schädigen und in der Folge Krankheiten auslösen können. Außerdem werden die Schleimhäute des Darms durch die Wachstumsfaktoren aus dem Colostrum bei Bedarf wieder repariert. Das schützt den Körper vor weiteren Schäden.

Colostrum hat die einzigartige Fähigkeit, das Wachstum von Zellen zu fördern, bei geschädigten Zellen (zum Beispiel durch Röntgen- oder UV-Strahlen) zur Reparatur beizutragen oder den Heilungsprozeß bei Verletzungen aller Art zu unterstützen. In diesem Zusammenhang sind die Erfahrungen interessant, die Dr. Georg Beer, ein Allgemeinarzt aus Eggenfelden, mit Colostrum machte. Er empfiehlt Colostrum begleitend für viele ärztliche Therapien, auch für Krebspatienten als Begleitung zur Chemotherapie. Die Therapie werde besser vertragen und durch die insgesamt verbesserte Konstitution sei auch der Therapieerfolg höher. In einigen Untersuchungen findet man außerdem begründete Hinweise auf Möglichkeiten der Erstmilch, zur Zellverjüngung beizutragen.

Das Colostrum einer Kuh enthält viele unterschiedliche Immunglobuline, die nach unserem derzeitigen Kenntnisstand eine Immunisierung beim Menschen bewirken. Insbesondere aber enthält Colostrum immer Immunfaktoren, die speziell gegen das beim Menschen Durchfall und Erbrechen auslösende Bakterium E.coli wirken.

Eine Kuh ist in der Lage, in den ersten drei Tagen nach der Geburt ihres Kalbes bis zu 2 kg Immunglobuline auszuscheiden. Diese werden in solch großer Menge vom Kalb gar nicht benötigt, so daß sich damit die Möglichkeit eröffnet, Colostrum gezielt zur Verbesserung der Gesundheit und Leistungsfähigkeit des Menschen einzusetzen.

Wissenschaftliche Erkenntnisse/Studien

Es bleibt nicht aus, daß für die Gesundheit so überaus wertvolle Stoffe wie das Colostrum zum Objekt intensiver wissenschaftlicher Forschungen und Studien werden. Angefangen hatte es mit einfachen Beobachtungen von Bauern bei ihren Kühen und Kälbern. Dieses Wissen wurde traditionell an die Nachkommen weitergegeben.

Der Arzt Dr. Hufeland setzte diese Tradition vor 200 Jahren in einer damals noch vorwissenschaftlichen Art fort, bis 1955 dann mit der Publikation "Immunmilch" als Nahrungsergänzung das Interesse der breiten Öffentlichkeit und wissenschaftlicher und medizinischer Kreise für die Erstmilch erregt wurde. Dabei muß man berücksichtigen, daß etliche Inhaltsstoffe von Colostrum erst in jüngster Zeit erkannt und ihre Wirkungen im Körper wissenschaftlich gesichert werden konnten (Quellenangaben der wissenschaftlichen Studien siehe Seite 89).

Am interessantesten sind dabei die Forschungsergebnisse von Prof. Mero von der finnischen Universität Yväskylä und die eines internationalen Teams unter Dr. N. Roos der Universität Kiel vom Institut für Physiologie und Biochemie der Ernährung. Sie belegen, daß ein bedeutender Teil der wichtigsten Inhaltsstoffe des Colostrums einer Kuh die menschliche Darmwand passiert, in den Blutkreislauf gelangt und damit auch vom Menschen verwertet wird. Ein anderer Teil der Abwehrzellen (Immunglobuline) lagert sich an der Darmwand an und schützt hier aktiv vor Infektionen. Das gelingt, weil maßgebliche DNA-Sequenzen der Inhaltsstoffe aus dem Colostrum von Mensch und Rind gleich sind.

DNA ist die Abkürzung für Desoxyribonukleinsäure, dem Träger der genetischen Information. Außerdem geht man davon aus, daß Colostrum einen "Durchdringbarkeits-Faktor" enthält, der den Transport großer Eiweiß-Moleküle (wie zum Beispiel Immungloboline) durch die Darmwand erlaubt und deren Zersetzung im Darm verhindert.

Für Kinder und Kranke sind sicherlich die Immunfaktoren der Erstmilch von großer Bedeutung. Für den erwachsenen "Normalbürger" jedoch spielt eine andere Gruppe von Inhaltsstoffen, die Wachstumsfaktoren, eine wichtigere

Rolle. Klinische Untersuchungen haben gezeigt, daß Wachstumsfaktoren aus dem Colostrum bei zahlreichen Stoffwechselvorgängen im Körper maßgeblich beteiligt sind. Die wichtigsten klinischen Erkenntnisse darüber wollen wir nachfolgend kurz darstellen.

Colostrale Wachstumsfaktoren unterstützen den Körper,

• den Blutzuckerspiegel in der Balance zu halten und dem Gehirn seine "Wachsamkeit" zu bewahren

• Verletzungen der Haut, Wunden, Verbrennungen oder Entzündungen - auch in der Mundschleimhaut - bei äußerlicher Anwendung zu heilen

• kraftvolle Muskeln zu bilden und zu erhalten

• beim Fasten und im Verlauf von Diäten nicht Muskel- sondern statt dessen Fettgewebe in Energie umzuwandeln

• bei verletzter oder gealterter Muskulatur das normale Wachstum zu beschleunigen und die Muskelzellen wieder zu regenerieren; gleiches gilt für Nervenzellen, Knochen, Knorpel, Kollagen und für die Haut

• die für jedes Leben nötigen genetischen Säuren DNA und RNA bei Defekten (zum Beispiel durch Röntgen- oder UV-Strahlen) zu reparieren

• regulierend zu wirken auf Dopamin, Serotonin und Endorphine, die Überträgerstoffe von Impulsen und Schmerzinformationen im Gehirn und an den Nervenenden (diese Stoffe sind maßgeblich beteiligt an unserer guten Laune, Erregung, Müdigkeit oder ob wir eine Migräne bekommen)

• bei sensiblen Zähnen oder nach Zahnbehandlungen Schmerzen und Infektionen zu reduzieren oder ganz zu vermeiden

• bei Osteoporose verstärktes Knochen- und Knorpelwachstum anzuregen.

Über Erfolge bei der Behandlung von Multipler Sklerose (MS) mit Colostrum-Compositum-Suppositorien (Zäpfchen) berichtet der Arzt Dr. Heinrich Ollendiek. Er hat eigene Beobachtungen über die Wirksamkeit von Colostrum-Zäpfchen von Prof. Mazur von der polnischen Neurologischen Universitätsklinik Bydgoscz überprüfen lassen und findet sich darin bestätigt, daß die Therapie der MS mit Colostrum-Zäpfchen (unter Umständen zusätzlich zur üblichen symptomatischen Behandlung) eine erfolgversprechende Basisbehandlung darstellt. Dr. Ollendiek weist aber darauf hin, daß weitere Erforschungen dieser Behandlungsmethode nötig sind, da die theoretischen Grundlagen experimentell noch zu wenig bearbeitet sind.

Beachtenswert sind auch neue Studien über die Wirkung von Colostrum-Inhaltsstoffen bei der Therapie von Pilzsporen-Befall und Infektionen mit krankheitserregenden E.coli-Bakterien sowie Cryptosporidien bei Patienten, die an der Immunschwächekrankheit AIDS leiden. Die große Mehrheit dieser Patienten verspürte nach Einnahme von Colostrum eine vollständige Linderung der Beschwerden.

Über ein Forschungsprojekt mit Colostrum als Schutz vor giftigen, Durchfall erregenden E.coli-Bakterien bei Fernreisen berichtet das New England Journal of Medicine. Aus der Erstmilch von Kühen, die mit E.coli-Bakterien immunisiert worden waren, wurde ein Immunglobulin-Konzentrat gewonnen. Dieses schützt in Kombination mit einem säurebinden-

den Mittel - nach Mahlzeiten eingenommen -
wirksam vor dem Fernreise-Durchfall. Nebenwirkungen wurden dabei nicht beobachtet.

Hauptanwendungsgebiete

Man geht davon aus, daß die Schulmedizin nach
dem derzeitigen Stand der Erkenntnisse erst wenige Krankheiten wirklich ursächlich heilen
kann, bei vielen Krankheiten lediglich ein Fort-
schreiten verlangsamen hilft und bei den wohl
meisten Erkrankungen noch recht hilflos dasteht
und nur die Symptome bekämpfen kann. Um so
dankbarer erkennt man die breite Anwendungs-
palette eines den Körperstoffwechsel so hervorragend regulierenden und unterstützenden Stof-
fes wie den des Colostrums.

Dabei wäre es sicher völlig falsch, von Colostrum Wunder zu erwarten oder falsche Hoff-
nungen bezüglich unwiderruflicher Tatsachen
zu wecken.

Eine abgestorbene Zelle des Körpers kann durch
nichts in der Welt wieder zum Leben erweckt
werden. Gleiches gilt für Gewebe, Organe und

Organsysteme. Hier muß man Dr. Ollendiek mit seinen Behandlungserfolgen bei MS-Kranken Recht geben, wenn er sagt, daß man bei der Beurteilung seiner Ergebnisse davon ausgehen muß, daß zerstörtes Nervengewebe nicht mehr funktionsfähig gemacht werden kann. Dies sei nur möglich bei lediglich geschädigtem, aber noch reparaturfähigem Gewebe. Ebenso gehört die Empfehlung des Arztes hierhin, daß - falls erforderlich - die üblichen symptomatischen Behandlungen zusätzlich durchgeführt werden können.

Der Ansatzpunkt für die Wirkstoffe des Colostrums ist das Körpergewebe. Sie helfen den Reparaturmechanismen des Körpers, geschädigtes Gewebe zu regenerieren. Das gilt selbst für die Reparatur der DNA im Zellkern. Ist das Abwehrsystem durch Infektionen geschwächt, kann es durch Colostrum wieder aktiviert werden. Ist der Körper durch eine schwere aggressive Erkrankung wie Krebs oder Multiple Sklerose stark beeinträchtigt, kann Colostrum unterstützend die Abwehr- und Heilbemühungen des Körpers regulieren, überschießende Reaktionen abmildern und zu schwache Reaktionen verstärken.

Denken wir weiter an den großen Bereich der sportlichen Aktivitäten, der Fitness und Leistungssteigerung allgemein, zum Beispiel im Arbeitsleben. In diesem Bereich wollen wir uns an dem Test von Colostrum orientieren, den der ehemalige Sinsheimer Radsportler Horst Schwerdtfeger im Alter von 51 Jahren durchgeführt hat. Er wollte es wissen und fuhr in das Radsport-Trainingslager in den französischen Hochalpen, um am Col du Galibier und weiteren von der Tour de France her bekannten Alpenpässen die Wirksamkeit des Colostrum-Extraktes an seinem eigenen Körper zu testen.

Sein Fazit: "Die physiologische Leistungsfähigkeit eines Sportlers wird immer von seiner individuellen Zielsetzung und der entsprechenden Trainingssteuerung abhängig sein. Colostrum jedoch ermöglicht dem Sportler die Ausnutzung seines vollen Leistungspotentials und verhilft ihm über den Umweg der schnelleren Regeneration vor allem im Bereich von Lactatbildung und -abbau ... zu einem Leistungsniveau, das er ansonsten vielleicht nie erreichen würde."

Die wichtigsten gesundheitlichen Wirkungen

Obwohl die Menschen in den industrialisierten Ländern dieser Welt heute immer älter werden und die Schulmedizin mit Hilfe der Naturwissenschaften einen nie gekannten Aufschwung hinter sich hat und derzeit mit dem digitalen Fortschritt auch weiterhin erlebt, nehmen mit dem Alter natürlich auch die gesundheitlichen Probleme der Menschen rapide zu.

Gegen den medizinischen Fortschritt an sich haben die Menschen nichts einzuwenden, wohl aber, wenn er Bedingungen schafft, die von vielen Patienten so nicht akzeptiert werden können. Dazu gehört als erstes die zunehmende Anonymität in der Medizin. Kaum ein Arzt hat noch wirklich Zeit für Gespräche mit seinen Patienten. Oft reduziert sich das Arztgespräch dann auf wenige Minuten, die dem Patienten kaum Zeit lassen nachzufragen, was der Arzt denn eigentlich mit dem, das er da sagt, auch wirklich ausdrücken will. Der Patient versteht ihn häufig einfach nicht.

Ein anderer Faktor sind die Risiken in der modernen Medizin. Wer die schädlichen Wirkungen zum Beispiel von Antibiotika am eigenen Darm schon einmal erlebt hat, wird wissen, daß solche Wirkungen auch ihren Preis und ihre Nebenwirkungen haben. Nicht nur schwere Operationen machen den Menschen Angst. Ebenso geht es ihnen mit der Chemotherapie bei Krebs, mit der Nuklearmedizin und ihren Nebenwirkungen, mit Organtransplantationen und den damit verbundenen medizinischen und ethischen Fragen, letztlich auch mit der Intensivmedizin, die Menschen in immer höherem Alter immer länger am Leben erhalten kann. Da bleibt wenig Zeit, über würdevolles Sterben nachzudenken. Entscheidend sind oft die Apparate - wie auch der Körper selber wie ein Apparat behandelt wird. Fazit dieser Entwicklung ist, daß sich viele Patienten von der Schulmedizin mehr und mehr abwenden und in alternative Therapieformen flüchten.

Man kann aber auch selbst viel dazu beitragen, daß Körper und Geist in einen harmonischen Zustand kommen und bleiben, so daß Krankheiten es schwer haben, sich festzusetzen. Dazu gehören unter anderem eine positive Lebenseinstellung, richtige Ernährung, ausreichend Bewegung und nicht zuletzt den Körper bei seinem Kampf gegen Beeinträchtigungen und Krankheiten wirkungsvoll unterstützende, natürliche und unschädliche Maßnahmen. Das Colostrum mit seinen Inhaltsstoffen bietet uns alles, was wir brauchen, um unserem Körper wirkungsvoll zu helfen, sich vor Bedrohungen von außen zu schützen und die innere Balance und Harmonie wieder herzustellen. Die wichtigsten gesundheitlichen Wirkungen des Colostrums wollen wir am Beispiel der bei uns häufigsten Krankheitsbereiche näher beleuchten.

Allergien

In Millionen von Jahren hat die Natur (zu der natürlich auch der Mensch gehört) wundervolle Regulationsmechanismen geschaffen, die das gesamte Ökosystem auf dieser Erde im Gleichgewicht halten. Innerhalb weniger Jahrzehnte jedoch hat es der Mensch mit seiner Technik und Wissenschaft verstanden, dieses Gleichgewicht in eine Schieflage zu bringen. Es droht bereits ganz zu kippen. Verschmutzungen der Atmosphäre und der Weltmeere breiten sich aus.

Die Regenwälder, also die grünen Lungen unseres Planeten, nehmen an Fläche bedrohlich ab. Sauberes Trinkwasser wird knapp. Unsere Lebensmittel stammen längst in ihrer Mehrzahl aus der industriellen Massenproduktion und sind mit einer Vielzahl von Zusatzstoffen und Konservierungsmitteln behandelt und "verfeinert".

Folge davon sind die sich explosionsartig ausbreitenden Formen aller Arten von Allergien, mit denen unser Körper auf die veränderten Reize der Umwelt reagiert. Jeder zweite ist bereits in irgendeiner Form betroffen. Was aber ist überhaupt eine Allergie? Und wie kann man sich davor schützen?

Aus der Umgangssprache wissen wir, daß jemand, der auf einen anderen Menschen oder eine Speise "allergisch" reagiert, diesen Menschen oder diese Speise nicht mag - ja mehr noch, daß ihm unwohl dabei wird und er mit Symptomen darauf reagiert. Der Mensch und/oder sein Körper "wehren" sich also gegen etwas, "wehren es von sich ab".

Nicht viel anders stellt sich eine Allergie auch im medizinischen Sinne dar. Jeder Körper hat ein Abwehrsystem, mit dem er auf Kontakte und Einflüsse oder Eindringlinge aus der Umgebung reagiert. Eine solche körperliche Reaktion kann harmlos sein und sich lediglich als leichte Rötung und Schwellung der Haut zeigen oder lebensgefährlich wie beim Asthmaanfall mit akuter Luftnot und beim sogenannten "anaphylaktischen Schock", wenn der Kreislauf zusammenbricht. Die Wissenschaft nennt in diesem Zusammenhang die Eindringlinge in den Körper "Antigene" und die vom Körper dagegen gesetzten vorhandenen oder gebildeten Abwehrstoffe "Antikörper".

Das Wort Allergie leitet sich aus dem griechischen Sprachgebrauch (allos = anders und ergom = Arbeit) ab und deutet darauf hin, daß da etwas anders arbeitet, nicht so funktioniert, wie es soll. So ist es bei einer Allergie: das Abwehrsystem des Körpers reagiert und "arbeitet" hierbei "anders" oder überschießend, jedenfalls nicht normal. Das ist so, weil der Körper nach einem ersten Kontakt mit den "allergenen Substanzen" von außen sein Abwehrsystem falsch programmiert und dieses dann eben anders als normal auf den erneuten Kontakt mit den Antigenen reagiert.

Dabei kann es geschehen, daß das Abwehrsystem nicht mehr zwischen für den Körper schädlichen und unschädlichen Substanzen unterscheidet, ja sich die Abwehrreaktion sogar gegen körpereigene Stoffe richtet. Harmloser Blütenstaub oder Nüsse werden dann zu einer ernsten Bedrohung für den Menschen, der er zunächst nur durch Vermeidung eines Kontaktes mit dem Antigen entgehen kann.

Befaßt man sich näher mit den Ursachen einer Allergie, stößt man auf mehrere Bereiche, die entweder bereits wissenschaftlich gesichert als Allergieauslöser in Frage kommen oder zumindest als Ursache oder Mitursache dafür diskutiert werden. Dazu gehören:

• Veranlagung und Vererbung

• psychische Labilität und psychosoziale Spannungen

• ein gestörtes Immunsystem oder eine Immunschwäche

• eine fehlerhafte Ernährung oder Nahrungsmittelunverträglichkeiten

• eine gestörte Darmflora oder Pilzbefall des Darmes

- Unverträglichkeit von Medikamenten oder Chemikalien in Lebensmitteln oder in Arbeitsstoffen, mit denen man in Kontakt gerät

- defekte Enzyme, also nicht mehr richtig funktionierende Körpereiweiße, die alle wichtigen Stoffwechselvorgänge mit beeinflussen.

So hilft Colostrum bei Allergien

Wie nun können die Inhaltsstoffe des Colostrums dabei mitwirken, Allergien zu mildern oder erst gar nicht entstehen zu lassen? Hier sind hauptsächlich die Immunglobuline gefragt. Die im Colostrum enthaltenen Immunglobuline IgM und IgE binden Antigene, also unerwünschte, in den Körper eindringende Stoffe mit niedriger Affinität (= Tendenz zur Vereinigung zwischen Antigen und Antikörper) und tragen damit zur Heilung allergischer Reaktionen bei.

Das IgM ist von beiden der wesentlich größere Antikörper und wegen seiner Größe normalerweise nur in der Blutbahn zu finden. Es wirkt vor allem gegen größere Teilchen und Zellen wie Bakterien und ist an der Verklumpung (so-

genannte "Agglutinationsreaktion") der Schäd-
linge beteiligt.

Das IgE bindet ebenfalls eindringende Antigene
und hat außerdem die Fähigkeit, sich an beson-
dere Blutzellen anzulagern (zum Beispiel Mast-
zellen und basophile Leukozyten) und diese zur
Freisetzung von Stoffen anzuregen, die dann
schnell in den Blutgefäßen und im Kreislauf
Reaktionen hervorrufen können bis hin zum
anaphylaktischen Schock. Das IgE hat also
seine größte Bedeutung für das Auslösen von
Allergien vom Soforttyp.

Weitere Inhaltsstoffe aus dem Colostrum, die
mit ihrem Wirkspektrum im Zusammenhang mit
Allergien diskutiert werden können, sind der
Wachtumsfaktor TGF-β und das prolinreiche
Polipeptid PRP.

TGF-β scheint eine Hauptrolle dabei zu spielen,
im Mechanismus des Abwehrsystems überschießende Reaktionen und Wirkungen nach
dem Kontakt mit Antigenen wieder einzudäm-
men. Wichtig ist dies besonders bei der Unter-
drückung von Abwehrreaktionen nach Organ-

verpflanzungen (Allergie vom zytotoxischen Typ).

Ein überreagierendes Immunsystem beruhigen kann ebenso das PRP. Es reguliert die Aktivität der Thymusdrüse, die als lymphatisches Organ bei der Bildung von Abwehrzellen von grundlegender Bedeutung für die Funktionsfähigkeit des Immunsystems ist.

Man sollte zuletzt bei der Besprechung von Allergien nicht die indirekten Wirkungen des Colostrums bei der Wiederherstellung der normalen Regulationsmechanismen des Körpers vergessen. Überall dort, wo Defekte im Stoffwechsel - unabhängig davon, wie sie zustande gekommen sind, behoben, ausgeglichen oder vermieden werden können, kommt der Körper seinem inneren Gleichgewicht wieder schneller näher. Eine unnormale, überschießende Reaktion auf äußere und innere Reize - wie bei einer Allergie - wird dadurch mehr und mehr eingedämmt, ja letztlich sogar überflüssig, denn die Allergie-Eiweiß-Verbindungen können aus ihren Speichern im Körper langsam wieder abgebaut werden. Hier liegt der wahre Wert des Colostrums. Denn immer ist die allergische Reaktion nur das äußere Bild eines gestörten Gleichgewichts im Körper.

Hautprobleme

Die Haut ist mit rund eineinhalb Quadratmetern Fläche (beim Erwachsenen) unser größtes Organ und grenzt uns von der Umwelt ab. Sie soll nicht nur der Spiegel der Seele (oder Psyche) sein, sondern zeigt auch deutlich, welche Einwirkungen und Eindrücke wir im Verlauf unseres Lebens von der Umwelt erhalten haben. Die Farbe der Haut gibt an, wo wir und unsere Vorfahren leben oder gelebt haben, welcher Rasse wir angehören, wie oft wir uns in die Sonne legen. Sie wird bestimmt durch ihren Pigmentgehalt und ihren Blutreichtum. Durch die Haut geben wir Signale nach außen ab (wenn wir zum Beispiel erröten, weil man uns bei etwas Unangenehmen ertappt hat). Die Haut zeigt uns durch ihre Farbe aber auch, ob wir krank sind, wenn sie sich zum Beispiel bei Lebererkrankungen gelb färbt.

Die Haut registriert jede Berührung, den Druck, eine Vibration, Schmerzen und die Temperatur der Umgebung. Damit ist bereits für jedermann ersichtlich, daß ein solches "Multifunktionsorgan" auch zahlreichen Bedrohungen aus der Umwelt ausgesetzt ist. Die wichtigsten wollen wir aufschlüsseln und zeigen, wie Colostrum zu einer Wiederherstellung der natürlichen Hautfunktion beitragen kann:

• **Verletzungen und Wunden der Haut** schmerzen in der Regel nicht nur, sie stellen für den Körper eine große Herausforderung dar. Denn durch Wunden können bedrohliche Eindringlinge (Schmutz, Pilze, Viren, Bakterien und vieles andere mehr) bequem in den Körper hineingelangen und sich dort breitmachen, gegebenenfalls vermehren, Krankheiten auslösen und den Körper schädigen oder gar töten. Mit seinem Reichtum an Aminosäuren (den lebenswichtigen Eiweißbausteinen) regt Colostrum den Zellstoffwechsel und die Zellregeneration an den Wundrändern an und hilft so, daß sich die Wunde schneller schließt und heilt.

Durch Aminosäuren und Cytokine kommt es außerdem zu einer Entzündungshemmung. Die Immunglobuline und ebenso die natürlichen Wachtumshormone aus dem Colostrum unterstützen das körpereigene Abwehrsystem bei der Bekämpfung und Ausscheidung der durch die Wunde eingedrungenen Fremdkörper und Organismen. Ein besonderes Augenmerk sollte man in diesem Zusammenhang auf Operationswunden richten, deren Heilung Colostrum mit seinem Wachstumsfaktor TGF-β nachhaltig positiv beeinflussen kann. TGF-β fördert den Aufbau von Kollagen (Gerüsteiweiß des Körpers), welches eine wichtige Rolle bei der Bildung der Strukturstärke während der Wundheilung spielt und ein wesentlicher Bestandteil in der Matrix von Knorpel und Knochen ist.

• Die Fähigkeit zur gesteigerten Zellregeneration und einem verbesserten Zellstoffwechsel vermittelt Colostrum natürlich nicht nur bei Wunden, sondern ganz allgemein auch bei **strapazierter und gealterter Haut**. Sein Vitamingehalt fördert die Blutbildung und sorgt damit indirekt für eine verbesserte Versorgung der Haut mit Sauerstoff und anderen wichtigen Nährstoffen. Der Vitamin-B-Komplex wirkt Erschöpfungszuständen entgegen und beschleunigt den Streßabbau und die Erholung. Der Epithel-Wachstumsfaktor EGF stimuliert das normale Hautwachstum. Colostrum bietet damit auch eine ausgezeichnete Möglichkeit zur Verjüngung der Haut.

• Ein heutzutage häufiges Hautproblem bei Kindern und bei Erwachsenen ist die **Neurodermitis**. Darunter versteht man einen juckenden, entzündlichen Hautausschlag, den Mediziner "atopisches" bzw. „endogenes" Ekzem nennen.

"Atopisch" bezeichnet die erhöhte Bereitschaft des Körpers, gegen Stoffe aus der natürlichen Umwelt (Gräserpollen, Hausstaub u.v.a.) eine Überempfindlichkeit zu entwickeln. Diese drückt sich dann zum Beispiel in einer Allergie vom Soforttyp aus.

"Endogen" heißt "von innen kommend". Die von der Neurodermitis betroffenen Hautstellen sind gerötet, entzündet und jucken. Durch ständiges Kratzen näßt die Haut und bildet über den aufgekratzten Stellen Krusten. Die übrige Haut zeigt sich eher gespannt bis trocken und neigt zu übermäßiger Schuppenbildung. Am häufigsten findet man die Neurodermitis an Hals und Nacken sowie an Handgelenken, Ellenbogen und Kniekehlen.

Etwas anders zeigt sich diese Erkrankung bei Säuglingen. Hier nennt man sie auch Milchschorf, weil sie als eine fein geschuppte Rötung weißliche Krusten bildet, die oft über den ganzen Kopf verteilt sind und wie angetrocknete Milch aussehen. Die Veranlagung zur Neurodermitis wird vererbt, wobei jedoch nicht jeder, der die Erbanlagen trägt, auch erkranken muß. Da die Erkrankung nicht ansteckend ist, sollte man sich nicht scheuen, seine Mitmenschen darauf hinzuweisen, daß ihnen dadurch keine Gefahr droht.

Säuglinge erkranken seltener an Milchschorf und Neurodermitis, wenn sie gestillt werden und durch die Erstmilch der Mutter Schutzfaktoren aufbauen. Erwachsenen Neurodermitikern kann Colostrum helfen, den häufig mit dieser Erkrankung einhergehenden Überschuß an IgE abzubauen und die Abwehrmechanismen der Haut wieder ins Gleichgewicht zu bringen. Das funktioniert ähnlich wie bei anderen allergischen Reaktionen des Körpers.

• Durch die Verschmutzung unserer Atmosphäre mit Kohlendioxid und das dadurch bedingte Ozonloch riskieren wir immer stärkere **Schäden**

unserer Haut beim Sonnenbaden, weil die Ozonschicht das schädliche UV-Licht der Sonne nicht genügend abfiltern kann. Natürlich blüht uns dasselbe auch bei zu langen Sonnenbädern ohne Sonnencreme-Schutz. Jeder Sonnenbrand der Haut muß daher bereits als bedrohlicher Gesundheitsschaden angesehen werden, bei dem nicht nur äußere Hautzellen regelrecht "verbrennen", sondern auch tiefer gelegene in ihren Zellkernen geschädigt werden.

Reicht das körpereigene Reparaturvermögen nicht aus, die durch das UV-Licht geschädigte DNA in den Zellen wieder zu reparieren, kann später (unter Umständen erst nach Jahren oder Jahrzehnten) Hautkrebs entstehen. Colostrum hilft dem Körper mit den nötigen Aminosäuren, Immunglobulinen, Wachstumsfaktoren und Vitaminen die Zellschäden in der Haut zu reparieren und neue Zellen aufzubauen.

• In den Bereich "Hautprobleme" wollen wir den etwas gesonderten Abschnitt der Epithelgewebe eingliedern. Epithelgewebe besteht aus einem geschlossenen ein- oder mehrschichtigen Zellverband, der innere oder äußere Körperoberflächen bedeckt. Die meisten **Karzinome** (bösartigen Krebsarten) beim Menschen nehmen hier ihren Ursprung. Während der Entstehung eines Karzinoms können Epithelzellen, die normalerweise an einer unkontrollierten Teilung durch den Einfluß von TGF-β gehindert werden, dem TGF-β entkommen und sich unkontrolliert entwickeln. Die Mechanismen, die zu diesem unkontrollierten Wachstum führen, werden noch intensiv erforscht, denn sie gehen mit einer erhöhten Empfänglichkeit für bösartige Tumore einher.

Erste Medikamente, die eine gesteigerte TGF-β Sekretion aufbauen und gegen die Vorstadien bösartiger Epithel-Tumore wirken, bevor diese ihre Empfindlichkeit auf TGF-β verlieren, geben zur Hoffnung Anlaß, wirksam in das Krebsgeschehen eingreifen zu können. Diese Medikamente konnten bereits in Tierversuchen erfolgreich gegen Brust- oder Hautkrebs eingesetzt werden und sind zur Zeit in der klinischen Erprobung am Menschen. Nach gleichem Prinzip funktioniert der im Colostrum enthaltene Wachstumsfaktor TGF-β und leitet sicher seine Bedeutung bei der Bekämpfung von Hauttumoren ab.

Immunschwächen

Die heute wohl bekannteste und gefürchtete Immunschwächekrankheit ist AIDS. Das Wort leitet sich aus dem Englischen ab (AIDS = acquired immune deficiency syndrome) und bezeichnet einen (durch ein Virus) erworbenen Defekt im zellulären Abwehrsystem, den man erstmals 1981 als eigenständiges Krankheitsbild beschrieben hat.

Das für die Krankheit verantwortlich gemachte Virus kann durch alle Körperflüssigkeiten übertragen werden, ist aber so empfindlich, daß eine Ansteckung nach heutigem Wissensstand nur durch Kontakte mit infiziertem Blut oder durch Geschlechtsverkehr (bei Schleimhautdefekten) wahrscheinlich ist. Dennoch laufen weltweit Aufklärungskampagnen gegen diese Krankheit, denn bis heute gibt es keine sichere Heilungsmöglichkeit. Die Erkrankten sterben an schweren Zweitinfektionen, zum Beispiel einer durch Bakterien ausgelösten Lungenentzündung, Darmerkrankungen durch Cryptosporidien oder an bösartigen Tumoren. Häufig bildet sich ein Kaposi-Sarkom, dem das Abwehrsystem nach einer derart massiven Schwächung, wie das

AIDS-Virus sie auslöst, nichts mehr entgegen zu setzen hat. Die Krankheit kann Monate oder Jahre nach einer Infektion ohne bedeutende Symptome verlaufen und nur in den Körperflüssigkeiten nachweisbar sein, bevor es zur Ausbildung des sogenannten "Vollbildes" von AIDS mit schwersten Krankheitszuständen kommt.

Gerade weil es zur Zeit noch keine Möglichkeit einer Heilung von AIDS gibt, sind alle Maßnahmen, die man zur Unterstützung des Abwehrsystems der Infizierten und der Erkrankten treffen kann, von enormer Bedeutung. Colostrum ist mit seinen Immunglobulinen, Wachstumsfaktoren und anderen die Abwehr regulierenden und stärkenden Vitaminen und Eiweißstoffen ein ideales Mittel für abwehrgeschwächte Patienten. Aber erst in jüngster Zeit werden klinische Studien durchgeführt, um die Wirkung von Colostrum auf einzelne Zweitinfektionen der mit dem AIDS-Virus infizierten Patienten zu beobachten.

Besonders der häufige Befall mit Pilzsporen und krankheitsauslösenden Colibakterien, die chronischen Durchfall auslösen und damit die Aufnahme von Nährstoffen durch den Darm gefährlich reduzieren, wurde untersucht. Die vorläufigen Resultate der Studien zeigen eindeutig, daß die Mehrzahl der Probanden nach Einnahme von Colostrum eine wesentliche Linderung ihrer Beschwerden verspürte und die allgemeine Keimsituation im Darm der Patienten gut in den Griff zu bekommen war. Weitere Studien bezüglich anderer Keime wie der Cryptosporiden laufen noch. Aber auch die Viren (HIV), die AIDS auslösen, werden durch Colostrum gehemmt, denn das Lactoferrin hat sich in wissenschaftlichen Untersuchungen als ein wirksames natürliches Mittel gegen Bakterien und Viren erwiesen.

Einen großen Bereich der das Abwehrsystem betreffenden Erkrankungen machen die sogenannten "Autoimmunkrankheiten = Autoaggressionskrankheiten" aus. Hierbei löst das Abwehrsystem die Krankheit selbst aus, indem es seine abwehrende Aktivität nicht gegen Stoffe von außen richtet, sondern durch Bildung von Autoantikörpern gegen körpereigene Substanzen, also gegen sich selbst.

Diese Autoantikörper sind normalerweise im Blutserum eines jeden Erwachsenen als Kälte-

Hämagglutinine und in geringer Konzentration auch gegen bestimmte Blutgruppenfaktoren vorhanden. Aber erst bei einer abnorm erhöhten Konzentration lösen sie Krankheitserscheinungen aus, eben die Autoimmunerkrankungen. Das kann zur unmittelbaren Zerstörung der betroffenen Zellen führen, zu Entzündungsreaktionen in Körpergeweben oder zu Blockierungen von Hormon- oder Enzymaktivitäten im Stoffwechsel.

Zu den Autoimmunkrankheiten rechnet man die gesteigerte Ermüdbarkeit und/oder Entzündung der Muskulatur, Multiple Sklerose, Colitis ulcerosa (entzündliche Erkrankung des Dickdarms), Nierenentzündungen, die mit Zerstörungen der Nierenzellen einhergehen u.v.a. Bei all diesen Autoimmunkrankheiten ist das Abwehrsystem überaktiv und aus seiner natürlichen Balance geraten.

Colostrum enthält den Eiweißstoff PRP, der nicht nur in der Lage ist, ein zu schwach aktives Immunsystem anzuregen, sondern ebenso ein überaktives zu beruhigen. Er ist also ideal geeignet, die Balance des Abwehrsystems wieder herzustellen und zu bewahren. Denn PRP unter-

stützt und reguliert die Thymusdrüse dabei, die
T-Lymphozyten (die aus den Stammzellen des
Knochenmarks hierher einwandern) zu speziellen Abwehrzellen reifen zu lassen. Diese Zellen
sind später im Immunsystem die Träger der
zellvermittelten Abwehr des Körpers gegen
Schadstoffe und Eindringlinge. Zu erwähnen ist
in diesem Zusammenhang auch der Einfluß des
Wachstumsfaktors TGF-β aus dem Colostrum
auf das Immunsystem. TGF-β kann die Teilung
von Lymphozyten verhindern, indem es die
Wirkung der Interleukine (die die Lymphozyten
stimmulieren) unterdrückt. Zudem verhindert es
die Produktion von Antikörpern und anderer
Faktoren in den Lymphozyten, so daß es neben
dem PRP als echter Regulator bei überschießen-
den Immunreaktionen bezeichnet werden kann.

Schmerzen

Zwar bietet uns die moderne Schulmedizin eine
Reihe von gut wirksamen Medikamenten gegen
Schmerzen an, alle jedoch haben Nebenwirkungen und können uns bei längerer Einnahme
nachhaltig schädigen. Allgemein bekannt nach
langer Einnahme von Schmerzmitteln sind Nie-

renschäden bis hin zur völligen Zerstörung der Entgiftungsfunktion der Nieren. Daraus resultiert die Dialysepflicht, das heißt, eine Maschine ersetzt mehrmals in der Woche die Funktion der Nieren. Doch was sind Schmerzen eigentlich, und warum tun wir alles, um sie wieder loszuwerden?

Der Schmerz ist zunächst unser wichtigstes körperliches Alarmsignal, das uns auf unangenehme Weise und damit eindrücklich sagt, daß etwas bei uns nicht stimmt. Dieses Warnsystem benötigt, um effektiv zu sein, in nahezu allen Körpergeweben Schmerzrezeptoren, also gewisse freie Fühler an den Enden von Nervenbahnen. Die Fühler registrieren den Schmerz, die Nervenbahnen leiten ihn zu Rückenmark und Gehirn weiter, wo er uns bewußt gemacht wird.

Wir können unterscheiden zwischen dem Oberflächenschmerz (der Haut), dem Tiefenschmerz (z.B. im Kopf) und dem Eingeweideschmerz (z.B. bei Koliken). Um uns davor zu schützen, einen dauerhaften Schaden im Laufe der Zeit wieder zu vergessen, adaptieren die Schmerzrezeptoren nicht. Das heißt, wir gewöhnen uns nicht an den Schmerz, so daß er langsam verschwindet, sondern er wird unvermindert unangenehm weiter gemeldet. Allerdings gibt es körpereigene Eiweißstoffe, die Endorphine, die mit den Schmerzrezeptoren reagieren und so die Schmerzen blockieren können.

Sieht man einmal von der Akupunktur in der Schmerzbehandlung ab (einer Therapiemethode aus der Traditionellen Chinesischen Medizin = TCM), deren Wirkmechanismen wissenschaftlich noch nicht restlos aufgeklärt sind, kann man behaupten, daß unsere Medizin sich mit der Bekämpfung von Schmerzen auch heutzutage noch recht schwer tut.

Colostrum enthält zahlreiche auf schmerzbegleitende Entzündungen und Immunprozesse wirkende Faktoren. Dazu gehören die Endorphine, die den Schmerz direkt angehen und blockieren können, indem sie sich an die Schmerzrezeptoren in den Nervenenden anlagern. Diese Endorphine (vom Hypophysenvorderlappen im Gehirn gebildete Hormone) werden direkt ins Blut ausgeschüttet und sind damit rasch an ihrem Einsatzort, um ihre Wirkung zu entfalten. Sie wirken auch ganz natürlich gegen Depressionen.

Entzündungen und Arthritis

Eine häufige Form von Schmerzen, die mit den bereits oben besprochenen Autoimmunprozessen einhergehen, sind Gelenkschmerzen bei Arthritis (Gelenkentzündung). An den betroffenen Stellen, also in den Gelenken, finden überschießende Reaktionen des Abwehrsystems statt.

An dieser Stelle wollen wir kurz auf die Begriffe "akut" und "chronisch" in der Medizin eingehen. Akut bezeichnet ein plötzlich auftretendes, schnell und heftig verlaufendes krankhaftes Geschehen im Körper im Gegensatz zu chronisch verlaufend, wo sich die Krankheit erst langsam entwickelt und langsam verläuft - übrigens gar nicht so selten aus einer akuten Form entstehend.

Bei der akuten Arthritis unterscheidet man drei Formen mit jeweils unterschiedlichen Ursachen:

• Die **seröse Arthritis** tritt meist in nur einem Gelenk auf und bildet sich spontan ohne erkennbare Ursache oder nach einer starken Beeinträchtigung von außen (zum Beispiel einer Quetschung). Die Entzündung erstreckt sich hierbei auf die oberflächlichen Gelenkanteile. Tiefere Kapselschichten sind nicht betroffen.

• Die **serofibrinöse Arthritis** findet man bei der rheumatischen Variante, die bereits mit leichten bis starken Bewegungsbehinderungen einhergeht, weil die Gelenkkapsel geschrumpft ist. Entzündungsgeschehen und Wucherungen im Gelenk verursachen dabei die charakteristischen Reibegeräusche.

• Die **eitrige Arthritis** entsteht durch eine direkt in das Gelenk aus der Umgebung eingebrochene oder möglicherweise auch durch eine Injektions- oder Punktionsnadel eingeschleppte Infektion mit Eitererregern. Eine Ausheilung ist hier oft verknüpft mit einer bleibenden Gelenksteife.

• Die **chronische Arthritis** entsteht aus den akuten Formen meist fortschreitend entweder schleichend oder in den gefürchteten "Schüben".

Sie wird auch "rheumatoide Arthritis" genannt. Die allgemein gebräuchlichen Medikamente gegen diese Krankheit können sie nicht heilen, höchstens unterbrechen oder für eine bestimmte Zeit aufhalten und sind mit schweren Nebenwirkungen verbunden.

Einen ganz anderen Wirkansatz gegen Arthritis bietet uns Colostrum. Es enthält viele schwefelhaltige Mikronährstoffe, darunter das derzeit von amerikanischen Forschern intensiv untersuchte Methylsulfonylmethan (MSM). Es hat sich nämlich herausgestellt, daß natürliche Schwefelverbindungen wie Glucosaminsulfat und MSM eine besonders positive Wirkung auf Entzündungen und vor allem auf eine Arthritis haben. Denn sie unterstützen speziell die Neubildung von Bindegewebe und Knorpeln. Colostrum ist die ergiebigste derzeit bekannte natürliche MSM-Quelle!

Mit seiner einzigartigen Kombination von Wirkstoffen findet man in Colostrum das ideale und außerdem noch nebenwirkungsfreie Naturheilmittel gegen Arthritis. Seine Schwefelverbindungen und entzündungshemmenden Interleukine beeinflussen das schmerzhafte Entzündungsgeschehen in den Gelenken überaus positiv. Die prolinreiche Eiweißverbindung PRP reguliert die Thymusdrüse bei der Produktion von Antikörpern und beruhigt so das bei Arthritis überreagierende zelluläre Abwehrsystem und verringert damit die Abwehraktion gegen körpereigene Stoffe. Schmerzen durch Entzündungsvorgänge und Schwellungen in den Gelenken werden dadurch vermindert. Nicht zuletzt regen die Wachstumsfaktoren aus dem Colostrum das Gewebe zu einer Regeneration und gesunden Neubildung an.

Osteoporose

Jede Frau, die sich in oder nach den Wechseljahren befindet, weiß, daß ihr Körper sich nach Überschreiten der Lebensmitte verändert und daß dies mit dem weiblichen Hormonhaushalt, also der Verminderung der Produktion von Östrogenen, zu tun hat. Eine besonders unangenehme Folge davon ist neben vielen anderen eine sich schubweise verstärkende Osteoporose.

Osteoporose bezeichnet ein Krankheitsbild, bei dem durch einen über Jahre verlaufenden gesteigerten Knochenabbau bei oft gleichzeitig vermindertem Knochenneubau das Knochengewebe insgesamt immer stärker ausdünnt und porös wird. Die Knochenaußenstruktur bleibt dabei erhalten. Als Folge registrieren die Betroffenen starke Stauchungs- und Bewegungsschmerzen oder gar Brüche von Knochen an besonders belasteten Stellen des Körpers. Dazu gehören Zusammenbrüche von Wirbelkörpern der Wirbelsäule und insbesondere Abbrüche des Kopfes am Oberschenkelknochen im Hüftgelenk. Festgestellt wird die Erkrankung leider oft erst durch einen Zufallsbefund nach einer Röntgenaufnahme.

Wie kann es zu solch dramatischen Körperbeeinträchtigungen kommen? Mediziner unterscheiden zwei Formen der Osteoporose:

• Die **primäre Osteoporose** geht mit einem Überwiegen der Osteoklastentätigkeit einher. Osteoklasten sind vielkernige Zellen, die Knochensubstanz abbauen. Osteoblasten nennt man die knochenaufbauenden Zellen. Daneben ist bei der primären Osteoporose der Regelmechanismus zwischen Hormon- und Calciumaktivität gestört. Bei schwangeren Frauen beobachtet man die juvenile Form, bei Frauen in den Wechseljahren die senile Form der primären Osteoporose.

• Die **sekundäre Osteoporose** zeigt sich meist erst aufgrund eines vorangegangenen Fehlverhaltens oder einer anderen Erkrankung des Körpers. Dazu zählen Inaktivität (zum Beispiel nach Lähmungen), Mangelernährung (z.B. bei chronischem Eiweißmangel oder bei Alkoholismus), langdauernde Therapie mit bestimmten Medikamenten (z.B. Cortison oder Heparin), eine Überfunktion der Schilddrüse und weitere Erkrankungen. Auch lokale Entzündungen im Bereich des Knochens können zu einer sekundären Osteoporose führen.

Gerade weil die Osteoporose nicht geheilt, sondern nur aufgehalten und in ihren Auswirkungen abgemildert werden kann, sind die Wirkstoffe des Colostrum in ihrer einmaligen Kombination und ihrem Wirkpotential auf die Regulationsmechanismen des Körpers hier genau richtig eingesetzt. Denn Studien haben gezeigt, daß der im Colostrum enthaltene Wachstumsfaktor TGF-β von den Osteoblasten, also den knochenaufbauenden Zellen, auf natürliche Weise hergestellt wird. Daneben wird durch TGF-β der Zelltod von knochenabbauenden Osteoklasten verstärkt. So läßt sich die Osteoporose auf natürliche Weise verlangsamen oder bei rechtzeitigem Eingreifen vielleicht sogar ganz verhindern. Die bisherigen Erkenntnisse darüber deuten jedenfalls darauf hin, daß die tägliche Einnahme von Colostrum in Kombination mit einer gegebenenfalls vorsichtigen Gabe von niedrig dosierten natürlichen Östrogenen eine höchst wirksame Maßnahme gegen Osteoporose sein kann. Natürlich ist in jedem Fall körperliche Aktivität und eine ausreichende Calciumversorgung sehr wichtig und hilfreich.

Fettabbau und Muskelaufbau

In diesem Kapitel wollen wir einen speziellen Bereich aus unserem Leben betrachten, der vielen von uns zu schaffen macht.
Wie stellt sich unsere Zeit heute dar? Sie verursacht bei uns Streß, fordert uns immer stärker in Beruf, Partnerschaft, Familie und Freizeit heraus. Sie macht unsere erholsamen Pausen kürzer und läßt uns immer weniger Zeit für körperliche Aktivitäten. Man denke nur daran, daß zum

normalen Fernsehkonsum, der schon ein Verhinderer körperlicher Aktivitäten ist, der berufliche Umgang mit dem Computer in fast alle Arbeitsbereiche Einzug gehalten hat und jetzt das Internet mit all seinen Kommunikations- und Geschäftsmöglichkeiten und anderen Verlockungen auch noch weitere Reste unser körperlichen Aktivzeit raubt. Daneben nehmen wir uns weniger Zeit für unsere Ernährung, essen immer schneller, oft auch mehr denaturierte Nahrungsmittel, genießen mehr Anregungsmittel und Genußgifte und haben uns angewöhnt, gegen jedes Zipperlein eine Pille zu schlucken.

Unser Körper „dankt" es uns, indem er adäquat reagiert. Das heißt, er speichert die nicht verbrauchte Energie in Depots als Fett und baut nicht beanspruchte Muskulatur ab. Wir werden träger, runder und schwerer, entfernen uns mehr und mehr von der gesellschaftlichen Idealnorm: schlank und fit.

Da wir den Unterschied von Wunschkörper und Realität schnell selber oder durch Hinweise unseren Mitmenschen bemerken, verfallen wir in Trübsinn darüber, werden depressiv und lenken uns ab, indem wir uns mit noch mehr Genußmitteln und Pillen vollstopfen. Und wie schwer fällt es uns dann, den Ausweg über eine sinnvolle körperliche Aktivität zu gehen? Da müssen zum Teil diverse Schlankmacher herhalten.

Es gibt aber auch eine bequeme Möglichkeit, den fatalen Weg zu mehr Fett und weniger Muskeln umzukehren und wieder zu unserem Normal- oder Idealgewicht zurückzukehren und dabei zusätzlich eine kräftige, geschmeidige Muskulatur aufzubauen. Daß wir zusätzlich unser Leben ein bißchen ruhiger angehen, uns mehr bewegen - vielleicht einem Sportverein beitreten oder wieder tanzen gehen? - wäre der Sache sehr dienlich. Die Rede ist von einer Kur mit Colostrum zum Fettabbau.

Wir nehmen täglich Fett (Lipide) in Form von Butter, Milch, Käse, Öl, Margarine, Eiern, Fleisch, Wurst usw. auf. Etwa 90 % davon sind Neutralfette (auch Triglyzeride genannt). Dazu kommen noch einige andere Fettstoffe wie Phospholipide und Cholesterin.

Von diesen Nahrungsfetten werden mehr als 95% im Verdauungstrakt durch fettspaltende Enzyme (Lipasen) vorverdaut und dann im

Dünndarm aufgesaugt (absorbiert), um im Blutplasma zu ihren Einsatzorten transportiert zu werden. Dort können sie mit Sauerstoff vollständig zu Kohlendioxid und Wasser verbrennen und liefern dem Körper die benötigte Energie für seine Stoffwechselarbeit oder die Arbeit der Muskulatur.

Ruht der Körper, wird die mit der Nahrung zugeführte Energie hauptsächlich zu Wärme umgewandelt. Nicht benötigte Energie wird dann als sogenanntes "Depotfett" besonders im Unterhautfettgewebe und in der Bauchhöhle gespeichert. Die Fettdepots dienen dem Körper als Energie- und Wasserreserve oder auch als Wärmeisolatoren. Die "Fettpölsterchen" nehmen deutlich zu, wenn wir unsere Nahrung nicht nach unserem wirklichen Verbrauch ausrichten.

Mit seinen Wachstumsfaktoren bietet uns das Colostrum eine Möglichkeit, den Fettstoffwechsel positiv zu beeinflussen. Denn Wachstumsfaktoren regen den Körper an, Fett statt des eigenen Muskelgewebes zu verbrennen. Andererseits steuern sie den Aufbau einer funktionstüchtigen Muskulatur. Damit sind sie ideal dazu geeignet, bei körperlichem Training überflüssige Fettpölsterchen abzubauen.

Gewinnung und Verarbeitung von Colostrum

Colostrum, das für den menschlichen Gebrauch bestimmt ist, wird innerhalb der ersten 24 Stunden nach dem Kalben gewonnen. Nur in dieser kurzen Zeitspanne enthält die Vormilch die höchste Konzentration ihrer spezifischen Wirkstoffe. Sie wird sofort eingefroren und enthält so alle ihre Inhaltsstoffe, wenn sie in einem speziellen biotechnologischen Verfahren aufbereitet wird.

Die höchste Qualität liefert Kolostralmilch von Kühen aus kontrolliert-biologischer Tierhaltung. Durch die Haltungsform ist eine Belastung mit Tierarzneimitteln oder Rückständen aus der Fütterung ausgeschlossen. Dies ist um so wichtiger, als die erste Milch der Kuh nach dem Trockenstehen verstärkt Belastungen enthalten kann. Wir wissen ja auch von den Belastungen der menschlichen Muttermilch mit Schadstoffen wie DDT her, daß sich der mütterliche Organismus auch über die Milch von Schadstoffen befreit. Eine biologische Tierhaltung gibt Sicherheit, daß nur die Wirkstoffe konzentriert im Colostrum enthalten sind und nicht mögliche Schadstoffe.

Weil Colostrum im Rohzustand wegen seines hohen Gehaltes an Fett und großen Eiweißstoffen kaum genießbar ist, wird die Erstmilch in sorgsamen biotechnologischen Produktionsschritten für den menschlichen Verzehr aufbereitet. Dabei wird ihr Fett und Kasein (Käseeiweiß) entzogen, die flüssige Form jedoch belassen. Die nützlichen Wirkstoffe werden isoliert und ohne Konservierungsstoffe haltbar gemacht. Als Ergebnis dieser Verfahrenstechnik erhält man einen hoch bioaktiven, flüssigen Colostrum-Extrakt, der gut verträglich und auch für Diabetiker geeignet ist.

Produkte und Darreichungsformen

• **Colostrum-Extrakt flüssig**

Die schonendste Verarbeitung erfolgt durch eine sterile Kaltfiltration mit gewickelter Cellulose. Zuvor wurde das Fett abzentrifigiert und durch Fällmittel das Casein der Milch abgetrennt. Damit sind alle großmolekularen Eiweiße, ganze Zellen oder Bakterien entfernt, es verbleiben konzentriert nur die Wirkstoffe in der leicht grünlichen, fast klaren Flüssigkeit.

• **Colostrum-Extrakt, getrocknet**

Der flüssige Extrakt wird sprüh- oder gefriergetrocknet und in Kapseln abgefüllt angeboten vor allem wegen der einfacheren Einnahme tagsüber und unterwegs. Die Kapseln sollten keine weiteren Zutaten und Füllstoffe enthalten. Gängig ist ein Gehalt von ca. 300 mg Trockenextrakt pro Kapsel.

• **Colostrum-Kautabletten**

Dies ist eine bequeme und schmackhafte Darreichungsform. Weitere Zutaten sind meist natürliche Süßungsmittel und Milchzucker. Auch bei Tabletten sollte man darauf achten, daß die Tagesdosis eine sinnvolle Menge von mindestens 900 mg Extrakt liefert.

• Colostrum-Energie-Snacks

Für alle, die viel leisten müssen oder wollen in Beruf und Freizeit gibt es Angebote von Riegeln oder Fruchtschnitten, die neben natürlichen Energie- und Vitalstoffspendern wie Trockenfrüchten und Nüssen auch Colostrum-Extrakt enthalten.

• Colostrum-Hautpflege

Die besonderen Eigenschaften von Colostrum kommen auch in der äußerlichen Anwendung zur Geltung. Wer unter Hautproblemen, spröden Lippen oder Herpes leidet, sollte einmal entsprechende Cremes, Lotionen und Lippenpflegestifte probieren.

Anwendungen und Einnahmeempfehlungen

Die Einnahmemenge hängt von dem Zweck ab, für den man Colostrum einnimmt. Es sollten aber zunächst mindestens 1.500 bis 1.800 mg Pulver-Colostrum bzw. 20 bis 30 ml flüssiger Extrakt täglich sein, eine Menge, die sich in zahlreichen Tests mit Versuchspersonen als optimal zur Stärkung des Immunsystems herausgestellt hat. Für eine längere Einnahme kann man nach fünf Tagen auf die halbe Menge reduzieren.

Will man die Regeneration nach Sportleistungen oder Skelettmuskelverletzungen beschleunigen oder schwerere Erkrankungen behandeln, werden zu Beginn der Kur höhere Mengen empfohlen (täglich 3.000 mg oder 40 ml und mehr). Damit erzielt man eine optimale eiweißaufbauende Wirkung im Körperstoffwechsel und intensive Verbesserungen des Immunstatus. Nebenwirkungen und Gegenanzeigen sind bei der Einnahme von Colostrum-Extrakt mit den oben genannten Tagesmengen nicht bekannt.

Der im Handel erhältliche flüssige Colostrum-Extrakt (Bezugsquellen werden im Anhang dieses Buches genannt) kann mit kalter Milch, Fruchtsaft oder Wasser, niemals jedoch mit heißen Getränken vermischt werden. Es wird am Anfang der Kur morgens und abends je ein Eßlöffel eingenommen. Ab der zweiten Flasche Extrakt reicht morgens ein Eßlöffel, um die gewünschte Wirkung in die Wege zu leiten. Säuglinge und Kleinkinder kommen mit einem Teelöffel pro Tag aus.

Damit man einen nachhaltigen Erfolg erzielt, sollte man eine Kur mit Colostrum von mindestens drei Monaten Dauer durchführen.

Hier sei aber der Hinweis gestattet, daß eine Colostrum-Kur zur Ergänzung der täglichen Ernährung nicht mit einer therapeutischen Kur gegen irgendwelche Erkrankungen verwechselt werden darf. Die letztere sollte natürlich nur nach vorheriger Konsultation und Absprache mit dem Arzt oder dem Heilpraktiker erfolgen.

Erfolge mit Colostrum verstärken

So wertvoll eine Kur mit Colostrum für unseren Körper auch sein kann, wirkliche Erfolge werden wir damit auf längere Sicht nur dann erzielen, wenn wir unsere Lebensweise insgesamt auf eine natürliche, physiologische Basis stellen. Das heißt, wir müssen uns bewußt vor Augen führen, was uns schadet und dies dann nach Möglichkeit meiden. Und wir sollten versuchen herauszufinden, was uns gut tut und unser Wohlbefinden fördert. Erst dann werden wir in Harmonie mit unseren Mitmenschen und unserer Umwelt leben können.

Jeder Mensch ist ein wenig anders als alle anderen. Auch bei der Ernährung sollten wir diesen Grundsatz nicht außer acht lassen und schauen, daß uns die Speisen, die wir uns zubereiten, auch schmecken und bekommen. Grundsätzlich meiden sollten wir solche Nahrungsmittel, die uns nach dem Essen körperliche Beschwerden bereiten oder die bei uns gar eine Allergie auslösen.

Für jeden Menschen - egal wie alt er ist und in welchem Erdteil er lebt - gelten Richtlinien für eine ausreichende Ernährung, die beachtet werden müssen, damit er nicht krank wird. Dazu gehört als erstes das Trinken. Viele Menschen trinken zu wenig und nehmen mit Getränken wie Kaffee und süßen Erfrischungsgetränken viele belastende Stoffe auf. Steigen Sie um auf gesunde Tees, verdünnte Obst- und Gemüsesäfte!

Die Nahrung liefert an Hauptnährstoffen Eiweiß, Kohlenhydrate und Fett sowie zusätzlich Vitamine, Mineralstoffe und Spurenelemente. Außerdem benötigt der menschliche Organismus weitere essentielle Nahrungsbestandteile wie bestimmte Aminosäuren und Fettsäuren. Fett ist in der durchschnittlichen Nahrung viel zu viel enthalten, dabei überwiegend weniger wertvolle Fettarten aus tierischen Quellen. Eine gesunde Vollwerternährung sollte zu einem Anteil von mindestens 50% der Kalorienmenge aus langkettigen Kohlenhydraten wie Stärke bestehen. Beste Quellen sind dafür Vollkorngetreide, Gemüse und Kartoffeln.

Vitamine benötigt der Körper zur Regulierung und als Hilfsstoffe bei Stoffwechselvorgängen. Da Vitamine meist sehr empfindlich auf Temperatur und Verarbeitung reagieren, enthalten weitgehend technisch verarbeitete Nahrungsmittel oft zu wenig Vitamine. Die Versorgung ist oftmals durch einen nicht selten durch Streß und Umweltbelastungen erhöhten Vitaminbedarf nicht ausreichend gedeckt.

Den täglichen Bedarf an Mineralstoffen und Spurenelementen kann der Körper in der Regel mit einer durchschnittlichen Ernährung decken. Regional und individuell unterschiedlich sollte man allerdings auf eine ausreichende Versorgung mit Calcium (beim Wachstum der Knochen), Eisen (Frauen mit starken Regelblutungen) und Jod (Kropfgefahr) achten.

Oft führen Ernährungsfehler zu verringerter Leistungsfähigkeit und Übergewicht. Eine konsequente Art, mit seinem Übergewicht endlich Schluß zu machen und sich auf eine bewußte und gesunde Ernährung umzustellen, ist die Getreidekur. Dabei wird auf Fleisch, Fett, Zucker und Salz verzichtet. Sieben verschiedene Getreidesorten stehen im Mittelpunkt des täglichen Speiseplanes. Man kann dosiert abnehmen (etwa 2 bis 4 kg pro Woche), wird trotzdem satt und bleibt voll leistungsfähig. Zudem sinken die Blutfette, und die Lebensenergie steigt.

Natürlich ist Colostrum ein ideales Ernährungsmittel bei vegetarischer Ernährung. Für Ovo-Lacto-Vegetarier stellt eine Colostrum-Kur kein Problem dar, sie ernähren sich ohnehin außer mit pflanzlichen Lebensmitteln auch mit Milchprodukten und Eiern. Aber auch reine Pflanzenköstler (Veganer) sollten sich überlegen, ob nicht die Einnahme von Colostrum eine Möglichkeit für sie darstellt, bestimmte Risiken von Mangelerscheinungen, die eine rein vegane Ernährung mit sich bringen kann, zu vermeiden. Hier sprechen wir besonders die anabolen und leistungsfördernden Wirkungen des Colostrums an.

Colostrum ist eine sinnvolle Ergänzung für alle, die Höchstleistungen erbringen wollen oder müssen. Es wird als natürliche Nahrungsergänzung von Sportlern und Menschen eingenommen, die im Beruf viel leisten, aber auch allgemein von gesundheitsbewußten Menschen zur schnelleren Regeneration, zum Aufbau des körperlich optimalen Leistungsniveaus und als Schutz vor vorzeitigen Alterungsprozessen.

Zusammenfassung

Colostrum ist ein einzigartiges Nahrungsmittel, das wohl mit Recht die Bezeichnung "ganzheitlich" verdient. Nachdem Wissenschaftler rund um den Erdball die Inhaltsstoffe analysiert, Ärzte deren medizinische Auswirkungen auf Krankheiten aller Art überprüft und Sportler sich von der leistungssteigernden Wirkung überzeugt haben, bleibt uns eigentlich nur noch die Empfehlung an den Leser übrig, Colostrum-Extrakt an sich selbst auszuprobieren. Das muß natürlich nicht erst dann geschehen, wenn man einen Mangel festgestellt hat oder bereits krank ist, sondern sollte angesichts von Umweltverschmutzung und Streß durchaus vorbeugend geschehen.

In jedem Fall ist man mit Colostrum auf der sicheren Seite, der Millionen Jahre alten Weisheit der Natur ganz nahe zu sein. Jedem, der unter Schmerzen, Allergien oder Arthritis leidet und eine natürliche Unterstützung der Behandlung sucht, können wir als Autoren nur empfehlen, Colostrum einzusetzen. Die Wirkungen sind aber so vielfältig, daß jeder davon profitieren kann, der einfach fitter und leistungsfähiger werden möchte und einen Schutz vor vorzeitiger Alterung sucht.

Um Ihnen zum Abschluß noch einige spannende Gedankengänge und Faktenauswertungen zu Colostrum direkt "von der Quelle" zu präsentieren, wollen wir nachfolgend auszugsweise ein Kurz-Interview mit Frau Charlotte Adler anfügen, die sich seit mehr als 5 Jahren mit der biotechnischen Veredelung von Colostrum in Deutschland beschäftigt.

Alle Internet-Fans erhalten danach interessante Adressen auf wissenschaftliche Studien zum "Selber-Nachlesen" im Internet, und zum Schluß zitieren wir einige Aussagen aus dem amerikanischen Buch: "Colostrum: Life's First Food - The WHITE GOLD Discovery" des Chiropraktikers Dr. Bernhard Jensen, der mit Colostrum für sich selbst und viele Patienten die "Probe auf's Exempel" gemacht hat.

Interview mit einem Hersteller

Frau Adler, an Zellkulturen hat man entdeckt, daß Colostrum Krebszellen absterben und gesunde Zellen gedeihen läßt?

In den frühen 90er Jahren hat eine finnische Firma Zellkulturen aus Colostrum entwickelt. Beim Einsatz in der Zellkultur hat man dann festgestellt, daß Zellen, die in Nährböden mit Colostrum-Zusatz eingepflanzt wurden, besonders gut wuchsen und andere Zellen wiederum - wie zum Beispiel Krebszellen - in dem Medium Colostrum nicht überleben konnten. Sie starben ab. Wieder andere Zellen (Fibroblasten, Keratinozyten oder Osteoblasten) wuchsen besonders gut. Dabei entstand der Gedanke, daß, wenn sich Colostrum beim Einsatz in der Zellkultur so gut hervortat, es nicht auch am Menschen gleich gute Resultate bringen würde. Dies hat sich dann später bestätigt.

Um welchen Anteil könnten Diabetiker ihre tägliche Insulin-Dosis bei gleichzeitiger Einnahme von Colostrum verringern?

Es ist noch nicht abschließend erforscht, warum ein Diabetiker seine Insulin-Dosis bei Einnahme von Colostrum reduzieren muß. Das ist auch individuell verschieden. Tatsache jedoch ist, daß Prof. Roman Mazur aus Polen dies bei seinen MS-Patienten, die auch Diabetes hatten, entdeckt hat. Auch wir haben Berichte von Patienten bekommen, die ihre Insulin-Dosis zurücknehmen mußten. Der Wachstumsfaktor IGF-1 scheint hier eine Rolle zu spielen. Im Colostrum ist Insulin ja auch in Spuren vorhanden, und es ist vorstellbar, daß dieser Wachstumsfaktor in der Lage ist, Insulin produzierende Zellen zu erneuern. Schließlich ist auch Telomerase-Aktivität im Colostrum entdeckt worden. Telomerase ist das Enzym, das die Telomere (Chromosomen-Endstränge) bei der Zellteilung daran hindert, sich zu sehr zu verkürzen, was für das Absterben der Zelle verantwortlich ist. Man hat festgestellt, daß Menschen, die frühzeitig altern, keine Telomerase haben.

Warum sollte man darauf achten, daß das Colostrum von Kühen aus kontrollierten biologischen Beständen stammt?

Es darf davon ausgegangen werden, daß in Colostrum, das von Rindern aus herkömmlichen Beständen gewonnen wurde, wesentlich mehr toxische Stoffwechselendprodukte enthalten sein können. Eine Kuh, die mit Schlachtabfällen gefüttert wird, und Gras, Heu und Mais mit chemischen Düngemitteln versetzt frißt, beständig im Stall steht und keinen Auslauf hat, steht unter Streß und wird darüber hinaus noch meistens vorsorglich mit Antibiotika versorgt. In den USA werden außerdem Kühe häufig mit Hormonen behandelt. Deshalb sollte die Erstmilch nur aus biologischer Tierhaltung stammen. Deutsche Bio-Bauern haben keine Rinder aus BSE-belasteten Ländern in ihren Beständen und dürfen auch keine Schlachtabfälle verfüttern, so daß es hier keine Probleme mit einer möglichen BSE-Belastung gibt.

Internet-Adressen

Über zahlreiche wissenschaftliche und medizinische Forschungsergebnisse im Zusammenhang mit Kuh-Colostrum kann man im deutschsprachigen Internet unter anderem auf der Homepage der Firma Omuti GmbH unter www.passau2000.de/omuti/wissenschaft.html nachlesen. Hier einige Kostproben:

Wilson, D.C., N.D., Ph.D., James, 1998, Journal of Longevity, Vol. 4, No 2. Immune Systeme Breakthrough: Colostrum:

"Das wirkungsvollste Colostrum ist das der Kuh. Es ist viel reicher an Immunfaktoren als das menschliche Colostrum, besonders an dem für den Menschen bedeutsamsten Immunglobulin IgG." (Sandhold, 1979) "Kuh-Colostrum kann einen überforderten Körper mit mehr Immunglobulinen versorgen als menschliches Colostrum." "IGF-1 hat anabole und gewebereparierende Eigenschaften. IGF-1 ist der einzige Wachstumsfaktor, der für Muskelwachstum sorgt und gleichzeitig Gewebe repariert." (Tollefsen, 1989) "Es wurde gezeigt, daß Colostrum auf das ganze Immunsystem einwirkt."

Hernell, Olle At the University of Ulmea, Schweden 1995, Science Apr., S. 231f.:

"Glycoproteine in Kuh-Colostrum verhindern das Einnisten von Heliobacter Pylori bacteria, der als Verursacher von Magenkrebs angenommen wird. Colostrum enthält außerdem bemerkenswerte Mengen von Interleukin 10, einem sehr starken Entzündungshemmer, der sich speziell in der Verminderung von arthritischen Gelenkentzündungen und bei Verletzungen hervortut."

Preston, R., 1987, International Institute of Nutritional Research:

"Kuh-Colostrum: Verzehr durch den Menschen: Effektivität und Wirkung: Wurde bei oraler Verabreichung als effektiv und unbedenklich eingestuft. Keine Kontraindikationen oder Überdosierungen bekannt.

Dohm, Elton, et al., Diabetes, 30. Sept. 1990, S. 1028-32:

"IGF-1 stimmuliert die Glukoseausnutzung. IGF-1, das in Kuh-Colostrum gefunden wurde (identisch mit menschlichem Colostrum), liefert einen effektiven Ansatz zur Behandlung akuter Hyperglykämie. IGF-1 kann eine wirkungsvolle Alternative zu Insulin sein. Die IGF-1-Levels sind bei diabetischen Patienten niedriger als in der nichtdiabetischen Kontrollgruppe."

Weitere Internet-Adressen zum Thema Colostrum findet man neben vielen anderen unter:
http://www.bovinecolostrum.com
http://www.symbioticsllc.com
http://www.colostrum-ix.com
http://www.colostrum.net
http://www.bestcolostrum.com
http://www.newlifecolostrum.com
http://www.brightertomorrows.com

Auszüge aus dem Buch von Bernhard Jensen: "Colostrum - The WHITE GOLD Discovery".

"Breast-fed babies have fewer colds, less colics and croup than bottle-fed babies." S. 5.

"Colostrum is a non-milk, breast secretion produced by all mammalian mothers for the first two or three days after giving birth. It is much higher in protein, lower in fat and sugar, than milk. It has 10 to 17 times the iron content of milk, 3 times as much vitamin D and 10 times more vitamin A." S. 9 u. 10.

"The anaphylactic shock problem is bypassed because bovine colostrum contains a blocking hormone to keep the calf from being sensitized to its own mother's immune factors." S. 11.

"The colostrum sold in health food stores contains several types of immunoglobulins, many nucleotides, orotic acid, enzymes and leukocytes capable of producing an interferon-like activity." S. 14.

"I have to say that I don't know how to discuss the natural anti-viral activity in colostrum accurately without appearing to praise it too much." S. 18.

"Dr. Benjamin Frank, whose research on youth and aging showed RNA to be one of the most important youth-preserving factors in human nutrition, encouraged his patients to eat more RNA-rich foods to maintain wellness, keep up their energy levels and stay younger longer." S. 20.

"The great advantage of colostrum is that it is a food, not a drug or medicine. No adverse effects have been noted, nor is overdose a danger." S. 48.

"Colostrum is a food, not a drug, so there are no undesirable side effects, cumulative effect or time-bomb effects." S. 59.

Bücher

Weihofen, Jürgen, 7-Tage-Körner-Kur, 150 Rezepte zum Abnehmen und Entschlacken mit Vollwertkost. sanofom-Verlag. Troisdorf 1999

Weihofen, Jürgen, PU-ERH, Roter Tee aus China - nicht nur ein "Fettkiller". sanoform-Verlag. Troisdorf 1999

Jensen, Bernard, Colostrum The WHITE GOLD Discovery. Escondido, USA

Studien

Barnard, J.A., Bascom, C.C., Lyons, R.M., Sipes, N.J., Moses, H.L., Transforming Growth Factor β in the Control of Epidermal Proliferation The American Journal of the Medical Sciences, U.S.A. Sept. 1988, Vol. 296

Rook, A.H., Kehrl, J.H., Wakefield, L.M., Roberts, A.B., Sporn, M.B., Burlington, D.B., Lane, H.C., Fauci, A.S., Effects of Transforming Growth Factor β on the Functions of Natural Killer Cells: Depressed Cytolytic Activity and Blunting of Interferon Responsiveness. The Journal of Immunology, U.S.A. May 1986, Vol. 136

Roos, N., Mahé, S., Benemouzig, R., Sick, H., Rautureau, J., Tomé, D., N-Labeled Immunglobolins from Bovine Colostrum Are Partially Resistant to Digestion in Human Intestine. J. Nutr. 125, 1238-1244, U.S.A. 1995

Griffiths, E., Humphreys, J., Bacteriostatic Effect of Human Milk and Bovine Colostrum on Escherichia coli: Importance of Bicarbonate, Infection and Immunity. U.S.A. Feb. 1977, Vol.15

Mathur, N.B., Dwarkadas, A.M., Sharma, V.K., Saha, K., Jain, N., Anti-Infective Factors in Preterm Human Colostrum. Acta Paediatr Scand 79, 1039-1044, 1990

Francis, G.L., Upton, F.M., Ballard, F.J., McNeil, K.A., Wallace, J.C., Insulin-like Growth Factors 1 and 2 in Bovine Colostrum. Biochem. J., Great Britain 1988, Vol. 251

Espevik, T., Figari, I.S., Ranges, G.E., Palladino, M.A., Transforming Growth Factor-β 1

(TGF-β 1) and Recombinant Human Tumor Necrosis Factor-a Reciprocally Regulate the Generation of Lymphokine-activated Killer Cell Activity. The Journal of Immunology, U.S.A. 1988, Vol. 140

Sonoda, E., Matsumoto, R., Hitoshi, Y., Ishii, T., Sugimoto, M., Araki, S., Tominaga, A., Yamaguchi, N., Takatsu, K., Brief Definitive Report, Transforming Growth Factor β Induces IgA Production and Acts Additively with Interleukin 5 for IgA Produktion. J. Exp.Med., The Rockefeller University Press, Oct. 1989, Vol. 170

Postlethwaite, A.E., Keski-Oja, J., Moses, H.L., Kang, A.H., Brief Definitive Report, Stimulation of the Chemotactic Migration of Human Fibroblasts by Transforming Growth Factor β. Journal of Experimental Medicine, Jan. 1987, Vol. 165

Roberts, A.B., Sporn, M.B., Assoian, R.K., Smith, J.M., Roche, N.S., Wakefield, L.M., Heine, U.I., Liotta, L.A., Falanga, V., Kehrl, J.H., Fauci, A.S., Transforming Growth Factor Type β: Rapid Induction of Fibrosis and Angiogenesis in vivo and Stimulation of Collagen Formation in vitro. Proc. Natl. Acad. Sci., U.S.A. June 1986, Vol. 83

Sporn, M.B., Roberts, A.B., Autocrine Growth Factors and Cancer. Nature, U.S.A. Feb. 1985, Vol. 313

Reich-Schottky, Utta, Stillen und Stillprobleme. Herausgegeben von der Arbeitsgemeinschaft Freier Stillgruppen (AFS), Ferdinand Enke Verlag, Stuttgart 1998

Bezugsquellen

Colostrumextrakt flüssig, getrocknet in Kapseln, außerdem Kautabletten, Snacks und Kosmetik erhält man in Reformhäusern, Naturkostgeschäften und Apotheken. Die Erstmilch der Kuh stammt bei einem Teil des Angebots von deutschen Biohöfen, deren Tierhaltung den Vorschriften des Ökologischen Landbaus entsprechen, also Belastungen des Futters durch Pflanzenschutzmittel und der Kühe selber mit Tierarzneimitteln oder Krankheitserregern wie BSE ausgeschlossen sind. Es gibt außerdem Trockenextrakte in sogenannten „vegetarischen Kapseln", also ohne Gelatine.

Colostrum Technologies Herstellung und
Vertrieb biologischer Produkte GmbH
Am Mittleren Moos 48
86167 Augsburg
Tel.: 0821-747750 Fax: 0821-7477510
www.colostrum.de

Colostrum-System N
animo GmbH
Schuldholzinger Weg 9 – 11
84347 Pfarrkirchen
Tel.: 08561-96390   Fax: 08561-963921
www.colostrum-system.de

Care Concept Fachkosmetik Vertriebs-GmbH
Grohlmanstr. 27/28
10623 Berlin
Tel.: 030-88551222   Fax: 030-8854586
www.careconcept.com
- Kapseln mit Vitamin B

MKV Vertrieb
Manuela Kienlein, Dr. alt. med.
Paradiesweg 126
91349 Egolffstein
Tel.: 09197-697722 Fax: 09197-697720
www.kienlein.net

Dr. Jürgen Weihofen   Angelika Finke

So schmeckt Afrika:

Rooibos

reizarmer Tee - nicht nur bei Allergien und Magenproblemen

Immer häufiger sind Menschen von Allergien betroffen. Ein großes Problem bei empfindlichen Menschen stellen die Getränke dar. Kaffee, zuckerhaltige Erfrischungsgetränke, aber auch viele Kräutertees enthalten oft zu viele Reizstoffe, werden nicht gut vertragen oder stören sogar die Therapie.

In diesen Fällen ist Rotbuschtee ideal. Die Resonanz der betroffenen Patienten ist überraschend: Allergien gehen zurück, Verdauungsprobleme verschwinden und bei vielen verbessert sich das Hautbild sichtbar. Die weiteren Anwendungsfelder sind:

- Kinder- und Baby-Ernährung
- Herz-Kreislauf-Erkrankungen
- Nervosität

Taschenbuch 1999, 96 Seiten
ISBN 3-925502-06-8